Dr A.-J. MARTIN

DU
RÔLE DU MÉDECIN
EN
HYGIÈNE PUBLIQUE

1884

Dr A.-J. MARTIN

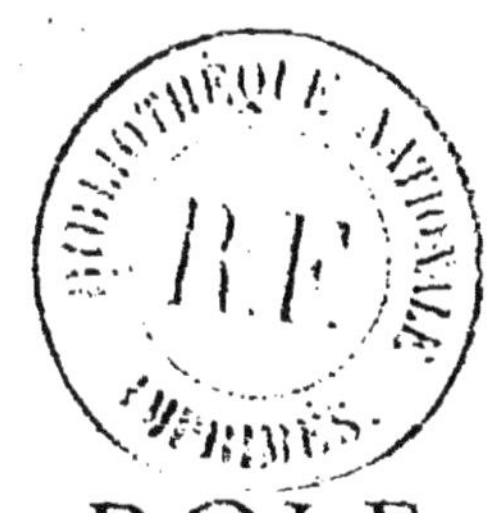

DU
ROLE DU MÉDECIN
EN
HYGIÈNE PUBLIQUE

1884

COURS LIBRE

D'HYGIÈNE PUBLIQUE

A L'ÉCOLE PRATIQUE DE LA FACULTÉ DE MÉDECINE

DE PARIS

Par le Dr A.-J. MARTIN.

DU ROLE DU MÉDECIN EN HYGIÈNE PUBLIQUE

(Leçon d'ouverture.)

L'hygiène publique, à laquelle je désire consacrer ce cours, comprend l'étude des causes qui modifient l'état sanitaire des agglomérations humaines et la recherche des moyens les plus efficaces pour préserver, améliorer et maintenir la santé publique.

De même que l'hygiène privée apprend à l'homme à conserver l'état physiologique de son organisme et à le prémunir contre les perturbations auxquelles l'expose l'influence des agents et des milieux extérieurs, l'hygiène publique a pour but d'éloigner des collectivités toutes les causes morbides. Mais, tandis que tout homme est libre de surveiller ses propres fonctions et de s'assurer par lui-même les bénéfices d'une vie sagement réglée, il n'en est pas de même des hommes réunis en communautés sociales, soit dans une enceinte habitée, soit dans un même établissement; ils sont alors obligés de charger de leurs intérêts sanitaires une administration appropriée, confiée à des mains autorisées. Ainsi, le caractère principal de l'hygiène publique, c'est d'exiger l'intervention de compétences spéciales, et de nécessiter des mesures particulières, inscrites dans la législation générale comme dans les règlements.

En d'autres termes, et personne, je crois, ne saurait contredire cette opinion, tout pays civilisé doit posséder une administration sanitaire qui le défende contre les maladies contagieuses et l'insalubrité, au même titre qu'il confie le soin de le protéger contre ses ennemis extérieurs à une organisation spéciale de ses services administratifs.

Or, le corps médical est appelé à jouer un rôle considérable à cet égard; il tient cette prérogative de la nature même des travaux auxquels il s'astreint, des études auxquelles il s'est livré et du caractère professionnel dont il est revêtu. Je n'ignore pas les devoirs que m'impose le milieu dans lequel j'ai l'honneur d'inaugurer ce cours et je crois répondre aux obligations de reconnaissance que j'ai contractées envers la Faculté de médecine de Paris, en vous demandant la permission d'examiner tout d'abord, dans cette enceinte, la nature des services que le médecin peut et doit rendre à l'hygiène publique.

Sans doute, les causes multiples qui influent sur l'état sanitaire d'un peuple ou même d'une agglomération quelconque répondent à des nécessités diverses, pour lesquelles le concours de nombreuses spécialités techniques est souvent indispensable; mais, pour peu qu'on examine de plus près la genèse de ces manifestations, on ne tarde pas à se convaincre que l'assistance du médecin est surtout appelée à fournir les éclaircissements et les solutions désirables. Je ne parle pas seulement des épidémies pour lesquelles son intervention est tout indiquée; mais considérons, par exemple, le problème de l'assainissement des villes et dites-moi si le chimiste, l'ingénieur ou l'architecte peuvent, à eux seuls, déterminer les conditions auxquelles cet assainissement doit répondre et même juger les procédés propres à l'obtenir, si le médecin n'en a pas établi les bases, spécifié les règles et mesuré l'influence sur la salubrité publique?

Depuis quelques années, en France, le problème du chauffage et de la ventilation des édifices publics préocupe, sinon la masse, du moins les hommes de science plus spécialement adonnés à ces intéressantes études. Examinez comment sont chauffés et ventilés nos divers logements collectifs et en particulier les écoles et les hôpitaux, pour les habitants desquels la qualité de l'atmosphère intérieure est assurément une question de vie ou de mort! Ne voyez-vous pas partout introduire à grands frais dans les salles de l'air dont la température factice ou bien les emplit d'une chaleur exagérée tout en ne parvenant pas à échauffer leurs parois, ou bien apporte des entraves, quelquefois insurmontables, à l'aération naturelle. Or, ce n'est que du jour où l'on a consenti à rechercher sur les habitants de ces salles, sur l'homme lui-même, les conséquences de ces systèmes, que le doute est venu et que le problème a été l'objet de propositions plus conformes aux besoins physiques de ceux qui occupent ces logements. L'homme, pour se chauffer, se couvre d'un vêtement qui empêche le froid extérieur de lui soustraire de son calorique naturel; pour créer un milieu chaud dans une salle, sans être obligé de nuire à la respiration de ceux qui y séjournent, il faut donc la revêtir d'une enveloppe chaude, en introduisant au voisinage de ses parois de l'air à une température suffisante pour obtenir une circulation continue de chaleur douce et égale dans toutes les parties. Je n'insiste pas sur les détails des procédés qui permettent d'obtenir un tel résultat, j'aurai l'occasion d'y revenir longuement dans le cours de cet enseignement; j'en veux toutefois retenir ce fait que les ingénieurs, et ils s'empressent de le reconnaître avec une parfaite bonne grâce, n'ont pu donner à ce grave problème sa solution rationnelle qu'autant qu'ils se sont inspirés des recherches et des observations physiologiques.

Je pourrais multiplier ces exemples, et vous convaincre, ainsi que vous l'êtes déjà, sans doute, de l'influence prépondérante que les études médicales permettent d'exercer dans toutes les questions d'hygiène publique. Et en parlant ainsi, je ne fais pas allusion aux connaissances que le diplôme de docteur en médecine suppose, mais bien plutôt à la tendance d'esprit, à l'aptitude qu'elles corroborent d'ordinaire. L'hygiéniste, en effet, vraiment digne de ce nom, doit avoir une instruction variée; il importe qu'il puisse promptement reconnaitre la nature, la valeur et l'étendue des applications qu'il lui faut emprunter aux diverses branches des connaissances scientifiques et je ne sache pas qu'il faille, dans quelque autre art que ce soit, plus de souplesse d'esprit, un savoir plus approfondi et plus de jugement.

Il faut reconnaitre que les études médicales bien comprises créent, quoi qu'on en ait dit, des titres sérieux à l'acquisition de ces diverses qualités; l'art de guérir a pour base la connaissance des désordres fonctionnels causés par les maladies, mais aucune direction efficace, aucune règle ne peut intervenir dans l'action du médecin s'il ne s'appuie pas sur l'étude approfondie de l'organisme normal. La physiologie est la base fondamentale de la médecine; c'est à ses indications et à ses lois que le médecin doit toujours penser, s'il ne veut pas abandonner ses actes et sa réputation au hasard d'un empirisme grossier. C'est donc parce que le médecin est, avant tout, un physiologiste, qu'il peut exercer une influence utile, nécessaire, indispensable, au point de vue de la santé publique; l'hygiène n'est-elle pas, aussi bien l'hygiène privée que l'hygiène publique, « de la physiologie appliquée », comme le disait avec tant d'autorité Claude Bernard ?

Le caractère spécial de l'hygiène publique rend ces considérations plus importantes et plus précises encore; la prophylaxie des épidémies ne repose-t-elle pas, en effet, tout entière sur les acquisitions les plus importantes de la physiologie, et comment asseoir sur une base sérieuse les mesures de désinfection qu'elle exige, les procédés d'isolement qu'elle réclame, sans s'inspirer des conditions d'existence, de la puissance d'action et du pouvoir de résistance des organismes infectieux, causes premières de ces épidémies ? La police sanitaire maritime contre les maladies pestilentielles exotiques est, au moins dans ses détails d'exécution immédiate, confiée aux soins du corps médical; on sait tous les avantages qui en résultent.

Enfin, sans vouloir prolonger, outre mesure, ces observations générales, comment admettre que l'administration même de la santé publique, c'est-à-dire la préparation et l'application des mesures administratives ayant cet objet spécial, puissent avoir quelque valeur et tenir suffisamment compte des divers intérêts en cause, si elle ne s'appuie que sur des déductions purement juridiques, si elle ne tient pas compte avant tout des conditions physiologiques du milieu où les mesures doivent être appliquées. On l'a compris ainsi de tout temps et dans les divers pays, aussi bien à l'aurore des civilisations comme au déclin des sociétés les plus policées; il n'est donc pas inutile de rechercher au moins quelle place le corps médical possède actuellement dans l'administration de la santé publique.

Il y a longtemps, en France, que l'hygiène est entrée dans les préoccupations publiques, et, sans vouloir remonter à une époque trop éloignée, les projets de la

Société royale de médecine, préparant ceux de la Convention et des premières Assemblées délibérantes qui l'ont suivie, avaient établi des principes et posé des éléments d'organisation qu'il suffirait presque de reprendre pour donner satisfaction aux plus exigeants des réformateurs. Les commotions politiques et les grandes guerres du commencement du siècle absorbèrent les esprits, et ce n'est qu'en 1829 que la création des *Annales d'hygiène publique et de médecine légale*, par MM. Adelon, Andral, Barruet, D'Arcet, Devergie, Esquirol, Keraudren, Leuret, Marc, Orfila, Parent-Duchâtelet, Villermé, donna un nouvel essor à ces études, en groupant les efforts qu'avaient suscités l'enseignement et les travaux des Belloc, Mahon, Fodéré, Vigné, Tourtille, Delivet, Briand, Hallé, Chaussier, etc. C'est surtout dans l'importante collection de ce Recueil et dans les rapports dont quelques-uns de ses rédacteurs habituels, tels que Trébuchet, Cadet de Gassicourt, etc., enrichissaient les délibérations du Conseil d'hygiène publique et de salubrité du département de la Seine que l'on retrouve la trace de ces recherches si précises et d'une portée si élevée, recherches que depuis on a pu égaler, mais qui, nous ne craignons pas de le dire, doivent être encore considérées comme des modèles.

Lorsque, en 1845, le Congrès des sciences médicales se réunit à Paris, on avait donc depuis longtemps compris le sens de cette déclaration que les *Annales d'hygiène publique* inscrivaient en tête de leur programme il y a cinquante-cinq ans : « La médecine n'a pas seulement pour objet d'étudier et de guérir les maladies, elle a des rapports intimes avec l'organisation sociale ; quelquefois, elle aide le législateur dans la confection des lois, souvent elle éclaire le magistrat dans leur application et toujours elle veille, avec l'administration, au maintien de la santé publique. »

Aussi, les délibérations du Congrès de 1845 eurent-elles pour objet les moyens d'exécution de ce programme, en même temps que le rôle que le corps médical pouvait y jouer plus ou moins directement.

Quelques années après, de tous les projets, de tous les plans de réforme, plans très nombreux, qui furent présentés à cette époque, sortait du moins cette création du Comité consultatif d'hygiène publique et cette extension des Conseils d'hygiène à tous les départements, dont on n'a pu encore tirer tout le profit qu'on en pouvait espérer.

Nos institutions d'hygiène publique datent, en effet, réellement de 1848 : car c'est à cette époque, sous l'influence encore naissante, comme je viens de le dire, des travaux du Congrès médical de 1845, et sous la pression des généreuses aspirations de réformes qui éveillaient alors toutes les intelligences, que le ministre Tourret chargeait le Comité consultatif d'hygiène, créé, trois jours auparavant, auprès de son ministère de l'agriculture, du commerce et des travaux publics, de préparer le projet d'une organisation uniforme et générale pour les divers Conseils de salubrité. Ceux-ci avaient été constitués, depuis la fin du dix-huitième siècle, par plusieurs communes, sous diverses formes et dénominations, « afin surtout d'éclairer les municipalités sur l'application du décret de 1810 relatif au classement des industries dangereuses ».

Peu de temps après, les Conseils d'hygiène étaient institués dans tous les arrondissements français, et l'on croyait sincèrement alors que le pouvoir exécutif, à tous les degrés de la hiérarchie administrative, puiserait de nombreux éléments d'action dans l'incessant contrôle que l'initiative, et même le caractère consultatif de ces Conseils, ne devaient pas manquer de solliciter.

En même temps, il semblait que les diverses institutions, existant déjà, ou qui seraient créées par la suite pour faire face aux nécessités chaque jour nouvelles ou de plus en plus reconnues des diverses attributions d'hygiène publique, gagneraient à cette organisation un surcroît d'activité et de considération.

Je n'ai pas à dire en ce moment pourquoi ces espoirs ont été déçus et comment il se fait aujourd'hui que, ni les Conseils d'hygiène, ni les médecins des épidémies, dont la création date du 2 mai 1805, pas plus que les inspecteurs départementaux ou municipaux de la salubrité, le service des vaccinations, les Commissions des logements insalubres, etc., n'ont un fonctionnement régulier, pourquoi ils existent à peine par-ci par-là et ne peuvent presque nulle part rendre les services que leurs créateurs s'étaient plu à en attendre. C'est à peine si la protection des enfants du premier âge a pu, grâce à la persévérance de l'auteur de la loi de 1874, M. le docteur Théophile Roussel, parvenir à être suffisamment réalisée dans quelques départements.

Seule, la police sanitaire maritime est parvenue, depuis la loi du 3 mars 1822, et surtout après la promulgation du remarquable règlement ministériel du 22 février 1876, à obtenir une organisation complète et régulière, grâce, il est vrai, à la pression des circonstances, aux obligations des conventions diplomatiques, aux efforts de MM. les docteurs Mélier et Fauvel, et ... aussi aux produits que ce service est appelé à verser directement dans les caisses du Trésor public.

Par contre, le Comité consultatif d'hygiène publique de France se voit refuser les ressources qui lui pourraient constituer un budget de travail, ses publications éprouvent des retards prolongés, ses vœux les plus précis ne reçoivent aucune solution, quand souvent même on n'a pas daigné lui en accuser réception, et sa constitution est trop souvent soumise aux fluctuations de la politique.

D'autre part, n'en est-il pas de même de l'assistance médicale, dont les rapports avec l'hygiène publique se confondent le plus souvent? A peine esquissée dans quelques départements, dépourvue presque partout d'initiative et d'autorité, elle a pris l'apparence d'une aumône, plutôt qu'elle n'est la juste rémunération de services très libéralement rendus. Sans doute, dans les grandes villes tout au moins, l'assistance publique possède une organisation présentant certaines garanties de surveillance et de contrôle; mais ces garanties sont à peu près nulles, il faut bien l'avouer, au point de vue de l'hygiène, d'autant que les lois des 10 janvier 1849 et 7 août 1851, les règlements qui les ont suivies, assureront toujours une suprématie administrative plus que suffisante. Mais, dans les campagnes, il est loin d'en être ainsi ; il existe en France vingt-deux mille communes rurales dans lesquelles on ne trouve aucune organisation d'assistance médicale, soit directe, soit indirecte ; et les populations indigentes et laborieuses de ces communes ne sont secourues dans leurs maladies que par les ressources incertaines, aléatoires et souvent insuffisantes de la charité privée. Malgré tout le zèle et le dévouement du corps médical, combien de nos campagnards succombent, parmi les enfants principalement, parce qu'ils n'ont pu recevoir en temps opportun les prescriptions du médecin et les médicaments nécessaires ! Combien deviennent malades sous l'influence de causes extérieures d'insalubrité ou par suite de la propagation d'épidémies qu'un service d'hygiène publique, convenablement organisé, aurait pu leur éviter ! Dans l'un de ses derniers rapports

généraux sur le service de protection de l'enfance, M. le docteur Théophile Roussel ne déclarait-il pas, en effet, que, « là où ce service a pu s'adapter à un service déjà organisé de médecine gratuite pour les pauvres et d'assistance médicale dans les campagnes, l'inspection médicale des nourrissons s'est généralement établie sans difficultés! » La Commission du budget de la Chambre des députés faisait, d'un autre côté, remarquer, par les rapports de M. le docteur Henry Liouville sur les budgets du ministère de l'intérieur pour 1881 et 1882, « que la plupart des épidémies qui viennent augmenter les charges de l'État, des départements et des communes, auraient pu être victorieusement combattues dès le début, par quelques précautions sanitaires peu coûteuses et faciles à réaliser ». Disons enfin, avec M. le docteur Rochard, que « toute dépense faite au nom de l'hygiène est une économie réalisée, et qu'il faut quatre fois plus d'argent pour combatre une épidémie qu'il n'en eût fallu pour l'empêcher ».

Cependant ces réformes, même incomplètes, et dont la France a eu presque toujours l'initiative, ces projets que je viens de rappeler, ont été repris et étudiés dans la plupart des pays étrangers, et là, les immenses travaux publics que les municipalités et les gouvernements se font un point d'honneur, en notre siècle, d'entreprendre pour l'assainissement et la salubrité des agglomérations urbaines et rurales, venaient successivement concorder avec une organisation « autonome, compétente et responsable » de la santé publique, qui permettait de tirer de ces travaux et de ces efforts tous les avantages qu'ils comportent à cet égard.

Quelque intérêt qui pourrait s'y rattacher, je ne puis refaire en ce moment l'historique de l'organisation sanitaire dans les divers pays ; permettez-moi seulement, Messieurs, d'en retracer brièvement l'état actuel.

En dehors des nationalités récemment constituées à l'état d'indépendance, telles que la Serbie, la Roumanie, où l'organisation sanitaire a pu être organisée sans avoir à tenir compte des nombreux rouages administratifs auxquels elle doit nécessairement emprunter ses services, c'est assurément en Hongrie et en Italie que cette organisation est établie sur les bases les plus logiques et les plus complètes.

Personne n'ignore qu'en Italie, chez cette vieille nation, redevenue aujourd'hui si active, les soucis de la « chose publique » ont toujours été l'objet de la sollicitude populaire et que les affaires sanitaires, comme toutes les branches de l'administration générale, y ont été constamment en honneur. Le rôle joué par la médecine publique dans son histoire n'a pas cessé de briller d'un certain éclat, sous quelque forme de gouvernement que l'Italie ait été appelée à vivre ; et, même avant l'achèvement de son unité nationale, les divers Etats qui la constituaient possédaient une administration sanitaire, le plus souvent suffisante aux besoins locaux. Les antiques *Archiatri populares* d'Alexandre Sévère, précurseurs des *Medici condotti* actuels, médecins à la solde des communes, de même que les innombrables et florissantes œuvres de charité, *Opere pie*, disséminées sur tout le territoire, ont toujours fourni à la santé publique des éléments d'assistance propres à être également utilisés avec profit pour la prophylaxie.

Lorsque la consolidation de l'unité nationale fut achevée au point de vue politique, on songea à unifier également la législation et l'administration sanitaires; de là, la pensée de rédiger une sorte de Code spécial réunissant, au mieux des intérêts généraux, les divers lois et règlements promulgués à cet effet depuis plus ou moins longtemps dans les Etats, et surtout en Lombardie et en Piémont sous la direction et les conseils de l'illustre Franck. Mais une pareille tentative ne put aboutir, comme il arrive toujours lorsqu'on veut concilier de telles exigences sans tenir compte de l'état d'avancement encore bien faible de l'opinion publique en fait de médecine publique. Toutefois, si la législation est restée tout à fait incomplète, il n'en a pas été de même de l'administration sanitaire. Le règlement du 6 septembre 1874 a constitué sur des bases suffisantes, conformément à la loi du 20 mars 1865, la première tentative d'unification pour toutes les affaires concernant la santé publique, grâce surtout aux pouvoirs considérables accordés aux syndics, chefs et représentants des communes, pour prendre et édicter toutes les mesures sanitaires qu'ils jugent nécessaires.

En résumé, en Italie, l'administration possède auprès d'elle, au point de vue de la santé publique, des commissions consultatives douées d'initiative et, de plus, des agents compétents, même dans les plus petites communes ; c'est évidemment là la réalisation des revendications les mieux justifiées et les plus urgentes de la science sanitaire en ce qui concerne la puissance publique qu'elle est en droit de posséder.

Pour ce qui intéresse plus particulièrement le corps médical, nous devons remarquer que, aux termes de l'article 116 de la loi communale et provinciale du 20 mars 1865, devenue depuis 1870 loi d'Etat pour toute la péninsule, chaque commune de l'Italie est obligée de posséder, pour l'assistance des pauvres, un ou plusieurs médecins, dits *medici condotti* ou *primarii*, suivant les provinces, c'est-à-dire attachés à une localité donnée, dépendant de l'autorité du municipe, qui fixe le traitement, détermine les attributions, énumère les obligations, impose les conditions de l'admission ; et une ou plusieurs sages-femmes appelées *levatrice condotte*, à moins que l'existence d'institutions particulières, congrégations de charité et autres, ne rende cette mesure superflue. Il existe même dans certaines communes des *flebotomi condotti* et des *veterinari condotti*, mais les pouvoirs municipaux n'y sont pas tenus par la loi.

Cette institution, obligatoire et rémunérée, dans chaque commune, dans le but d'assister et de soigner les malades de cette commune, forme ce qu'on appelle généralement en Italie la *condotta medica*, laquelle n'est, au fond, autre chose, ainsi que le font remarquer Uffelmann, Zucchi et Martino, qu'un contrat entre la commune et un médecin pour une assistance que ce dernier promet et s'oblige à prêter pour un temps déterminé, dans les limites assignées et sous certaines conditions spéciales.

Dans les communes d'une certaine importance, il peut nécessairement y avoir plusieurs de ces médecins; en revanche, il peut arriver que deux, trois ou quatre petites communes n'aient qu'un seul et même *medico condotto*. Une pareille association n'est pas interdite par la loi, quoiqu'elle ne réponde pas aux obligations qu'elle a eu pour but d'édicter.

Les *medici condotti* doivent donc se concerter entre eux, afin de pouvoir donner régulièrement des soins gratuits à tous les pauvres du district, ou de la commune qu'ils ont à administrer. Au surplus, il n'est pas interdit aux communes d'engager des *medici condotti*, sous la condition que ceux-ci donneront, pendant le courant d'une année, leurs soins aux habitants, indigents ou non, qui viendront réclamer leur assistance. S'il y a un surcroît de dépenses pour les appointements annuels de ces *medici condotti*, il ne doit pas être pris sur les ressources du budget général.

Les *medici condotti* ne sont nommés que pour un espace de deux ou trois ans ; mais cette durée est ordinairement prolongée. Lorsqu'une place est vacante, la nomination est faite par le Conseil communal, à la suite d'un concours écrit. Le candidat prend l'engagement d'être toujours prêt à faire consciencieusement le service des malades. Jusqu'à présent, on n'a pas encore établi d'instruction générale et uniforme pour les médecins communaux ; c'est plutôt à chaque commune qu'il convient en particulier d'en établir. Lorsqu'on consulte les instructions publiées par certains pouvoirs locaux à ce sujet, on voit qu'elles s'occupent spécialement des secours donnés par les médecins des pauvres, ainsi que du service de la vaccination. La plupart obligent les médecins communaux à établir régulièrement la statistique des maladies des pauvres ; beaucoup aussi insistent sur les obligations qui résultent des décrets relatifs à la santé publique, pour ce qui concerne en particulier les maladies contagieuses.

Le choix des médecins communaux n'est pas soumis à l'approbation de l'autorité supérieure des préfets, du conseil de santé provincial ou de l'assemblée provinciale. Pour être élu, il suffit de posséder le diplôme donnant droit à exercer la profession médicale. La plupart de ces médecins sont *medici-chirurghi*, et, par suite, aptes à traiter des maladies internes ou externes ; mais il y a aussi des médecins communaux qui n'exercent que la médecine, et, dans les localités où ils peuvent exercer leurs fonctions, on est alors obligé de leur adjoindre des *chirurghi condotti*.

Les appointements diffèrent, suivant les communes. Dans beaucoup de ces positions, les avantages sont, il est vrai, peu importants ; mais, dans plusieurs, les traitements sont suffisants et dans quelques-unes assez élevés, surtout dans les communes les plus importantes en étendue et en population, et où l'on peut en même temps exercer non seulement la médecine pour les pauvres, mais encore pour tous les particuliers. Ainsi, il est des *medici condotti* qui touchent 2,500 francs, somme importante en Italie, d'autres 1,000 francs, il y en a même qui ne reçoivent que 100 francs. Ces positions sont améliorées, du reste, partout où le médecin peut en même temps se faire agréer dans une maison de santé publique, ou si une *Congregazio di carita*, trouvant avantageux d'attacher un médecin à son établissement, lui accorde une subvention régulière. L'association des *medici condotti* se préoccupe, à juste titre, de rendre la position de ces utiles et modestes praticiens plus lucrative, plus stable et plus indépendante.

Quant aux fonctions sanitaires dont sont chargés les médecins communaux italiens, elles comprennent tout d'abord celles qui sont édictées par le règlement sanitaire général du 20 mars 1865. Il y est mentionné que le *medico condotto*, ou, dans le cas où il y en a plusieurs dans les communes, le plus âgé d'entre eux, doit être entendu, *ipso jure*, comme membre de la commission de santé municipale et remplir les fonctions de secrétaire de cette commission. Lorsqu'on demande un rapport ou un avis à la commission sanitaire communale, la rédaction en est confiée au *medico condotto*, et il peut être délégué, conformément aux dispositions de la loi, afin d'inspecter la vente des remèdes, les écoles, les prisons, les établissements publics. De plus, en cas de maladies endémiques ou épidémiques, il est spécialement chargé, d'après les règlements sanitaires, d'en signaler les symptômes. On voit ainsi, par la modification intervenue dans l'exercice de ses fonctions, qu'il s'est créé comme membre de la Commission de santé municipale une situation à part et plus importante.

Le médecin communal est aussi chargé, nous l'avons vu, des vaccinations. Dans presque toutes les provinces de l'Italie, la loi sur les vaccinations exige, en effet, que les médecins communaux, les *medici condotti*, les *chirurghi condotti*, etc., soient vaccinateurs officiels. Ils doivent également vacciner dans les établissements de bienfaisance quand les médecins de ces établissements ne sont pas tenus de le faire d'après les lois provinciales qui les régissent. Il est en même temps de leur devoir de se présenter tous les six mois au maire de la commune et de l'informer de leurs travaux pendant ce laps de temps. Ils sont enfin tenus, du moins dans beaucoup de communes, de constater les décès et de surveiller les enfants placés dans les hospices des enfants trouvés.

Ainsi, les *medici condotti* remplissent quatre attributions distinctes : d'abord, ils sont médecins des pauvres ; ensuite, ils sont membres et secrétaires de la Commission municipale d'hygiène ; en outre, ils sont vaccinateurs, et, enfin, ils sont inspecteurs des décès. On ne trouve pas, dans les grandes communes, et surtout dans les grandes villes, le cumul de ces fonctions ; car, dans ces grandes communes, où il existe d'ordinaire plusieurs médecins pour le service sanitaire, l'un d'eux seulement peut être membre de la Commission locale d'hygiène.

Il faut enfin remarquer que le *médico-condotto* n'est pas seulement un médecin-praticien, mais aussi qu'il peut être considéré comme un agent de la police sanitaire, fonctions qu'il remplit pour la commune. Il n'a aucun rapport avec le service sanitaire de l'Etat, dont le rôle se borne au contrôle de ce qui concerne la prostitution, des quarantaines et des règlements applicables aux épidémies et épizooties. Il est nommé par la commune et reconnu par elle comme employé salarié, dépend d'elle et doit la servir fidèlement. De même, les fonctions de vaccinateur et d'inspecteur des décès ne sont pas à la charge du gouvernement, mais de la commune. Il ne dépend donc d'aucun pouvoir de l'Etat et ses fonctions ne relèvent que de l'administration communale ; aussi est-il *medico condotto*, et non pas, par cela même, médecin judiciaire.

De plus, lorsqu'une grande ville veut assurer plus complétement encore le bon fonctionnement de ses services sanitaires, elle en confie l'administration complète à des membres du corps médical dont elle a reconnu les compétences hygiéniques et administratives; cet exemple a été donné en Italie, à Turin, dès 1856, où un bureau d'hygiène, dirigé et administré par des médecins spéciaux, est établi auprès du syndic, comme un des services de la cité à l'égal des services de police, de voirie, etc. D'autres villes de l'Italie et de l'étranger ont imité cette création ; l'on sait et j'en reparlerai tout à l'heure, que le plus complet et le plus remarquable de ces services fonctionne à Bruxelles, sous la direction de M. le docteur Janssens.

Si j'ai tant insisté, Messieurs, sur l'institution des *medici condotti* en Italie, c'est que j'y ai cru voir une sorte d'exemple d'assistance que les pouvoirs publics peuvent demander aux médecins, même dans les plus petites communes, au point de vue de la santé publique et qu'en Italie la législation administrative ne diffère pas sensiblement de la nôtre à cet égard.

Je pourrais prendre mes comparaisons dans les autres pays de l'Europe et de l'Amérique. J'ai déjà fait allusion tout à l'heure à la Hongrie, où, depuis 1876, une loi spéciale, très complète, a établi l'administration sanitaire sur les bases suivantes : « 1° Direction des affaires de la santé par l'Etat avec le concours des hommes de science réunis en Conseil supérieur d'hygiène attaché au ministère de l'intérieur ; 2° obligation pour les municipalités, les communes et les grandes entreprises industrielles, de rester en communication avec le Conseil supérieur et d'entretenir des médecins qui ont l'obligation de soigner les enfants malades, de surveiller au point de vue hygiénique les écoles publiques et privées, de donner des soins médicaux à toutes les classes de la population en cas d'épidémies. En revanche, l'Etat assure des pensions aux veuves des médecins et se charge de l'éducation de leurs enfants mineurs, lorsque l'homme de l'art vient à succomber pendant une épidémie et dans l'exercice de ses fonctions. »

Il en est de même dans tous les autres pays, avec des différences qui ne touchent qu'aux modifications dans les habitudes et les mœurs. Partout l'administration sanitaire civile comprend : 1° Des commissions spéciales, possédant des connaissances techniques variées et indiquant les solutions nécessaires ; 2° Un pouvoir compétent, chargé de les appliquer et ne pouvant s'y soustraire. Mais aussi, cette administration est, dans la plupart des pays, confiée à des fonctionnaires choisis à la suite d'examens spéciaux ou ayant une compétence reconnue par des travaux antérieurs prouvant des connaissances à la fois scientifiques et administratives. Aussi le corps médical y possède-t-il une place très importante, prépondérante le plus souvent, tant dans les conseils que pour l'administration elle-même.

En Allemagne, l'organisation sanitaire n'a pu encore être unifiée, malgré les efforts de la plupart de ses hygiénistes les plus éminents et malgré l'appui d'une certaine partie, et non la moins éclairée, de l'opinion publique. Bien que la Constitution de l'Empire, de date du 16 avril 1871, ait permis de créer, pour les mesures les plus importantes et les plus urgentes relatives à l'hygiène publique, une certaine uniformité de législation, elle n'en a pas moins laissé place à un très grand nombre de règlements particuliers dans les divers Etats qui le composent. L'administration sanitaire est demeurée spéciale à chacun d'eux, et le pouvoir impérial ne s'est adjoint qu'un organisme consultatif, de création récente, l'Office impérial de santé ; admirable intermédiaire entre la science et l'Etat, qui a pour mission de préparer et de réaliser l'application pratique, dans le domaine de la législation médicale et vétérinaire, des données acquises à la science.

Ce qui caractérise toutefois l'administration sanitaire allemande, c'est que de véritables fonctionnaires hygiénistes, médecins et vétérinaires, offrant des garanties de compétence certifiées par un enseignement approprié et des examens spéciaux (ces célèbres examens de *Staatsarzneikunde*, que le royaume de Prusse instituait déjà à la fin du siècle dernier), y font partie de l'organisation même des pouvoirs publics — ils sont au nombre de près de 1,400 pour toute l'Allemagne,— en ce sens que chaque autorité administrative a, en général, auprès d'elle un fonctionnaire hygiéniste rétribué qui joue en même temps le rôle de conseiller sanitaire et possède, suivant les Etats, une initiative plus ou moins considérable.

Toutefois, une étude approfondie de cette organisation m'a permis d'appliquer à la plupart des Etats de l'Allemagne la remarque que M. le docteur Uffelmann faisait sur l'organisation de la Prusse, et je reconnais, avec lui, « qu'il y a là une organisation de police sanitaire médicale et de médecine judiciaire, bien plus que d'hygiène publique ».

L'Angleterre, où l'hygiène publique a été l'objet, dans le milieu de ce siècle, de travaux si remarquables, présente dans son administration générale et dans sa législation un tel manque d'unité et des particularités si nombreuses, qu'il est très difficile de se rendre compte, à grands traits, de son organisation sanitaire. En effet, la plupart des prescriptions légales, édictées par l'autorité centrale, et même cette remarquable loi générale de santé publique ou code sanitaire, promulguée en 1875, ne sont quelquefois obligatoires dans les diverses circonscriptions administratives, villes, métropole, districts de la loi d'amélioration, paroisses, unions, bourgs, autorités locales, qu'autant que l'administration de celles-ci les a acceptées. Cependant, et surtout depuis la loi de salubrité publique de 1848, instituant, à l'instigation des William Farr, Edwin Chadwick, Southwood Smith, un conseil de santé ainsi qu'un corps d'inspecteurs, ayant mission de faire une enquête sur l'état sanitaire du Royaume, à partir de cette époque, dis-je, un grand nombre d'actes législatifs intervinrent et assurèrent la protection de la santé publique par des mesures d'une rigueur inusitée dans les autres pays de l'Europe. Ce n'est, en effet, qu'aux Etats-Unis et en Angleterre que la liberté individuelle, malgré les traditions séculaires de la législation, doit céder le pas aussi impérieusement à l'intérêt général, en matière de santé publique.

L'article 189 de la loi de 1875 prescrit aux autorités sanitaires, quelles qu'elles soient, de s'attacher des fonctionnaires rétribués avec mission de veiller à l'exécution des mesures d'hygiène adoptées par l'autorité. Ces fonctionnaires sont : un ou plusieurs médecins sanitaires (*medical officers of health*), un ou plusieurs inspecteurs de la salubrité (*inspectors of nuisances*), un architecte ingénieur voyer (*surveyor*), un analyste public et le nombre d'employés secondaires nécessités par les besoins du service, tels qu'un secrétaire, un trésorier, des assistants, des employés subalternes. Il existe, de plus, un autre emploi municipal attribué à des médecins : c'est celui de *district medical officer* ou médecin des pauvres du district : mais il ne comprend d'ordinaire, parmi ses fonctions, aucune charge concernant la défense des intérêts sanitaires de la localité.

Quant aux médecins sanitaires, pour ne parler que de ceux-là, ils sont choisis parmi les praticiens enregistrés, c'est-à-dire portés sur la liste officielle du Conseil général d'éducation et d'enregistrement créé en 1858, et, de plus, ils sont le plus souvent préparés à cette profession par les études et l'examen spéciaux de médecine d'Etat dans les Universités ; d'ailleurs, le médecin sanitaire, ainsi que le fait remarquer M. le docteur Douglas-Hogg dans sa récente étude sur l'organisation de la médecine publique en Angleterre, exerce rarement la médecine, faute du loisir nécessaire pour s'occuper d'une clientèle, les fonctions spéciales de sa charge l'obligeant à lui consacrer d'ordinaire tout son temps.

Les attributions d'un *medical officer* sont très multiples ; on en trouve le détail dans les diverses circulaires émanant du Laene Government Board ; et voici, par exemple, l'emploi de la journée de l'un de ceux des districts de Londres :

« A 9 heures du matin, les employés arrivent au bureau. Ces employés sont : le secrétaire, le commis aux écritures, les inspecteurs de la salubrité, le préposé aux désinfections. Ils sont bientôt rejoints par le *medical officer*. Celui-ci commence par dépouiller la correspondance, puis il donne au secrétaire ses instructions concernant les réponses à faire aux lettres qu'il a reçues; il entend les rapports verbaux des inspecteurs sur les faits de la veille, leur indique les endroits où ils devront se trouver dans la journée afin de se rencontrer avec lui.

« Deux ou trois fois par semaine, il met à jour la correspondance particulière, le journal de ses opérations, et rédige ses rapports.

« A 10 heures, les inspecteurs partent en tournée, après s'être communiqué les plaintes qu'ils ont reçues et qui exigent une intervention immédiate. Après leur départ, le commis aux écritures reporte sur un registre un résumé des faits qu'il trouve consignés sur le compte rendu des inspections. Les registres en usage sont : 1° le journal du *medical officer*, sur lequel il inscrit ses visites jour par jour et les observations dont il croit à propos de les accompagner; 2° un registre pour recevoir les plaintes des imposés et des habitants; 3° un autre pour marquer les maisons où des maladies contagieuses se sont déclarées; 4° le journal des inspecteurs de la salubrité ; 5° un registre où sont consignés les travaux d'hygiène présentant dans leur ensemble les visites et les opérations faites chez les particuliers. Sur ce registre, le commis relève pour être soumis au *medical officer*; 6° une liste des travaux en retard; 7° un cahier sur lequel le *medical officer* fait son rapport au Conseil sanitaire, touchan les questions de salubrité non résolues, ainsi que ses avis motivés. De plus, les inspecteurs de la salubrité sont munis de livrets à souche renfermant les feuilles-avis à destination des particuliers en contravention. »

Telles sont les occupations journalières auxquelles un *medical officer* se livre; elles paraissent plus longues et plus compliquées qu'elles ne le sont en réalité, pour peu que l'agent sanitaire en ait l'habitude : il ne faut pas oublier non plus que la plupart d'entre eux ont reçu une éducation appropriée avant d'entrer en fonctions. L'année dernière, on comptait en Angleterre : 4,042 emplois de *medical officer*; la Ville de Londres, moins la Cité, soumise, comme on sait, à une juridiction particulière, en possédait 159; ces chiffres, d'ailleurs, ne correspondent pas au nombre exact d'agents en fonctions, plusieurs emplois étant occupés par un seul titulaire à la fois. Quant au traitement qui leur est alloué, il diffère considérablement suivant l'importance des travaux que les municipalités exigent d'eux, et peut varier de 2,000 francs à 30,000 francs. Dans les districts de 10,000 habitants et au-dessous, il est généralement fixé à 100 livres sterling, soit 2,500 francs.

C'est la division médicale du Conseil du gouvernement local (*Local Government Board*) qui s'occupe, auprès du pouvoir central, de la surveillance des lois sanitaires, des fonctionnaires sanitaires et des médecins attachés aux autorités sanitaires locales. Ce Conseil, institué depuis le 14 août 1871, est une sorte de département ministériel, dont les attributions ont quelque analogie avec celles de la direction départementale et communale du ministère de l'intérieur français, augmentées de quelques attributions de police, notamment de police sanitaire ; il est, en somme, principalemeut chargé de la surveillance des services locaux d'assistance publique, de la confection et de l'entretien des routes et ponts, des précautions à prendre contre les industries insalubres et de l'exécution des lois intéressant la santé publique. »

J'ajoute que la situation parlementaire de son président, qui fait partie du Cabinet, et de l'un des secrétaires, qui est pris parmi les membres de la Chambre des Communes, permet à l'un et à l'autre de prendre une part directe à l'action législative, et de soutenir directement à la tribune des Chambres la défense des crédits demandés pour l'application des mesures de médecine publique, en même temps qu'ils peuvent développer eux-mêmes, devant le Parlement, le rapport annuel sur l'état sanitaire du Royaume.

Il est vrai que cette situation parlementaire de l'exécutif sanitaire l'expose à de fréquents changements, qu'elle lui enlève, le plus souvent, une compétence suffisante, et qu'elle fait disparaître quelque peu de l'homogénéité dans la direction administrative qui lui est nécessaire, malgré la somme considérable des travaux et la haute valeur scientifique et administrative de la plupart des employés sous ses ordres.

Parmi les neuf divisions de cette administration, la cinquième, celle à laquelle ressortissent les affaires d'hygième publique proprement dite, comprend : 1 médecin en chef avec 30,000 francs d'appointements,

1 médecin en chef adjoint, aux appointements de 25,000 francs, 2 inspecteurs, à 20,000 francs chacun, 8 inspecteurs recevant de 12,500 à 17,500 francs, 1 inspecteur du service de la vaccine à 10,000 francs, 1 inspecteur des fabriques (dites d'alcali) à 20,000 fr., 4 sous-inspecteurs recevant chacun 12,500 francs, 1 inspecteur de la voirie à 8,500 francs, et 1 analyste en chef des travaux de la métropole, dont le traitement est de 17,500 francs.

Nous ne trouverions pas en Belgique une organisation sanitaire aussi complète auprès du pouvoir central ni auprès de son émanation directe, les pouvoirs provinciaux. Pas plus qu'en France, l'administration n'y est réellement organisée à ce point de vue, mais du moins, dans la ville de Bruxelles, la santé publique y est soumise à une surveillance continue, et tout particulièrement autorisée, depuis le 26 mai 1874.

Le Bureau d'hygiène, dont la renommée est devenue européenne, y est, en résumé, spécialement chargé d'instruire et d'expédier toutes les affaires relatives à l'hygiène publique, à la police médicale et à la salubrité. Ses attributions principales comprennent les sujets suivants :

Constatation quotidienne de l'état sanitaire de la ville, rédaction des rapports et tableaux statistiques y relatifs, échange de documents sanitaires avec les communes-faubourgs de l'agglomération ainsi qu'avec les grands centres de population du royame et de l'étranger.

Service médical de l'état-civil (constatation des naissances et des décès). Inspection hygiénique et médicale hebdomadaire des écoles publiques.

Assainissement de la voirie, des impasses et des habitations, recherche de toutes les causes qui sont de nature à nuire à la santé publique, enquêtes, rapports et propositions à ce sujet.

Surveillance de l'exécution des mesures de salubrité prescrites par l'autorité locale sur l'avis de la commission médicale.

Propagation de la vaccine, désinfection et autres mesures réglementaires tendant à prévenir ou à combattre les maladies épidémiques ou transmissibles et les épizooties.

Constatation de la qualité des aliments, boissons, condiments, etc., mis en vente.

Consultations relatives à la police des établissements dangereux, insalubres ou incommodes, et inspection de l'état hygiénique des établissements publics, et des autres locaux sur lesquels l'administration communale a un droit de propriété ou de contrôle.

Service des secours médicaux en cas d'accidents ou de maladies subites.

Service de santé du personnel de l'administration à désigner par le Collège. Constatation de l'aptitude physique des candidats qui se présentent pour remplir divers emplois. Rapports médicaux sur les demandes de mise à la pension.

Inspection du service médical de la prostitution.

Rédaction des rapports périodiques, résumant toutes les affaires traitées par le Bureau.

Surveillance des denrées alimentaires.

En somme, la vie sociale est, à Bruxelles, en ce qui concerne l'hygiène, et par conséquent la santé publique, placée sous la tutelle d'un Bureau que dirige l'inspecteur du service de santé, M. le Dr Janssens, assisté d'un inspecteur adjoint, de 5 médecins divisionnaires, de 6 médecins suppléants, et d'un certain nombre de chimistes et d'employés secondaires.

Parmi les attributions du Bureau d'hygiène, je n'insisterai que sur une seule, mais celle qui me paraît devoir, Messieurs, vous intéresser le plus : c'est la constatation quotidienne des cas de maladies contagieuses, qui est la base même de ce service, sa tâche la plus importante et la plus difficile :

Chaque année, le bourgmestre envoie à tous les médecins de Bruxelles et de l'agglomération, une circulaire les invitant, dans l'intérêt public, à faire connaître au plus tôt les cas d'affections contagieuses qu'ils peuvent avoir observés dans leur clientèle ; à cette circulaire est jointe un paquet d'*Avis sanitaires*, sur lesquels il suffit de noter le nom de la maladie, à l'aide d'un numéro correspondant à une nomenclature des causes de décès, dont tout médecin est informé.

La dénonciation des cas de maladies contagieuses reste, il est vrai, facultative ; mais l'envoi de cet Avis sanitaire est aujourd'hui entré dans les habitudes des médecins, et ne soulève aucune réclamation. La dénonciation en est, par contre, obligatoire pour les médecins tenant de la commune une fonction publique, c'est-à-dire, pour les médecins des services des indigents et pour ceux des hôpitaux ; « ce qui importe avant tout, en effet, me disait M. Janssens, c'est de connaître sans retard les cas qui se produisent dans les quartiers populeux, et parmi les ouvriers et les indigents, clients obligés des médecins des pauvres et des chefs de service dans les hôpitaux. »

Le Bureau d'hygiène est ainsi informé de tout cas ou décès d'affection contagieuse, grâce à la notification transmise, soit par les directeurs des hôpitaux, soit par les médecins traitants. Dans ce dernier cas, l'Avis sanitaire est transmis en franchise postale ou même, si les mesures à prendre sont urgentes, par l'un des agents de police de service sur la voie publique, réquisitionné à cet effet par les médecins, et sans difficulté de sa part.

Le Bureau d'hygiène envoie aussitôt à l'adresse du malade ou du décédé l'un de ses médecins, inspecteurs divisionnaires. Ce dernier doit se rendre compte des causes permanentes d'insalubrité existant dans la maison, ainsi que des circonstances qui peuvent avoir contribué au développement et à la propagation de la maladie; il s'assure s'il existe d'autres cas de la même affection dans l'immeuble; il s'enquiert des écoles fréquentées par les enfants de la maison, afin de prendre éventuellement des mesures pour prévenir la contamination des écoles elles-mêmes; il indique, enfin, les mesures de désinfection qu'il juge les plus utiles dans la circonstance, mesures dont l'exécution est confiée, soit à la famille, soit à un agent spécial du bureau de la police de la division.

Dans le cas où le malade doit être porté à l'hospice, la voiture spéciale pour le transport des contagieux, remisée au Bureau d'hygiène, vient le prendre. Dans le cas où, pour infraction aux dispositions d'un règlement spécial de police, une voiture, quelle qu'elle soit, aurait servi à ce transport, celle-ci est soumise, à l'hôpital, à une désinfection complète.

Une seconde enquête est faite simultanément par les soins d'un conducteur des ponts et chaussées, directement placé sous le contrôle du directeur du Bureau d'hygiène. Il visite la maison pour s'assurer tout spécialement de l'état des latrines, des égouts, des coupe-air hydrauliques, etc.. Enfin, en même temps un avis est adressé à l'ingénieur du service des égouts, lequel fait procéder, par les employés de la voirie, à la désinfection des égouts publics situés dans le voisinage de la maison contaminée, ainsi que des latrines et branchements d'égouts qui existent dans l'habitation même. L'état de ces latrines, urinoirs, puisards, embranchements d'égouts, fait l'objet d'une enquête spéciale, qui porte principalement sur le degré d'immersion des sterfputs ou coupe-air destinés à intercepter toute communication entre les gaz de l'égout public et l'air de l'habitation ; un bulletin, signé par le conducteur, visé par l'ingénieur du service, et constatant cet état, est envoyé immédiatement au directeur du Bureau d'hygiène.

Une troisième enquête est également faite au point de vue de la composition des eaux de puits servant à l'alimentation de la maison incriminée. Un échantillon est prélevé à cet effet dans toutes les demeures contaminées, et l'analyse en est faite par le chimiste de la ville. Lorsqu'on a reconnu que l'échantillon d'eau examiné est réellement mauvais, que la dose des matières organiques et de certaines matières inorganiques dépasse un maximum tolérable, l'administration invite le propriétaire à pourvoir son immeuble d'eau potable, soit en faisait exécuter à son puits les travaux nécessaires pour rendre à l'eau la pureté indispensable, soit en prenant un abonnement aux eaux de la ville — (on ne les mélange pas à Bruxelles, dans les services municipaux.) Pour le cas où le propriétaire n'exécute pas, dans le délai fixé, les travaux qui lui sont prescrits à la suite des enquêtes effectuées par le service d'hygiène, la commission médicale est appelée à statuer sur la question et à se prononcer sur le point de savoir si, en cas de nouveaux refus de la part du propriétaire, l'habitation de l'immeuble doit être interdite.

Dès que les résultats de cette triple enquête sont parvenus au Bureau d'hygiène, le directeur qui, dès la première information, a pointé, sur un plan de la ville, avec des épingles à tête de couleur, les maisons où se sont produits les divers cas de maladies contagieuses constatés dans la journée, fait rédiger les pièces régularisant les mesures prophylactiques qu'il a fallu prendre. Tous les soirs, il soumet ce plan de la ville au bourgmestre ou à l'un des échevins, et soumet à leur signature les documents qui lui permettent de prescrire, par un arrêté, les travaux à faire, et de sanctionner ceux qui ont été déjà faits, ainsi que de mettre les dépenses à la charge de qui de droit.

L'organisation du service est telle que ces résultats

sont obtenus rapidement, sûrement, sans protestation. J'ai pu m'assurer qu'il n'est pas un seul cas ou un décès d'affection contagieuse, signalé le matin, pour lequel toutes les mesures de prophylaxie n'aient été prises avant la fin de la journée. En voici l'un des exemples dont j'ai été témoin :

A 8 heures 1/2 du matin, un médecin avait visité un malade atteint de fièvre typhoïde; à 9 heures, le Bureau d'hygiène était informé; aussitôt l'inspecteur divisionnaire était prévenu par le téléphone et le commissaire de police également averti. A 10 heures, le rapport sommaire de l'inspecteur divisionnaire était parvenu au Bureau d'hygiène ; à 11 heures, les mesures de désinfection étaient prises par le conducteur des ponts et chaussées affecté à ce service spécial; à midi, le malade était transporté, par une voiture spéciale, à l'hôpital et la voiture était immédiatement désinfectée; à deux heures de l'après-midi, les urinoirs, les lieux d'aisances et l'égout voisin avaient été surveillés, et des mesures plus complètes d'assainissement du logement étaient prescrites et commencées. A cinq heures du soir, le bourgmestre avait régularisé toutes les précautions ainsi prises.

Voici, Messieurs, ce qu'une administration sanitaire et des hygiénistes savent et peuvent faire! Aussi, depuis l'existence du Bureau d'hygiène de Bruxelles, la mortalité générale de la population y est descendue de 27, 8 décès par an sur 1000 habitants à 24, 2; et le croup et l'angine ont diminué dans la proportion de 10 à 3, la scarlatine de 6 à 1, la variole de 17 à 5,3 et la mortalité par la fièvre typhoïde, qui est en quelque sorte la caractéristique de l'administration sanitaire d'une ville, au lieu d'être de 18 par 1000 de moyenne annuelle, n'y est plus que de 5.

C'est à la suite des Conférences sanitaires internationales de Vienne et de Constantinople, aux travaux desquelles M. Fauvel prit une si grande part au nom de la France, que les divers pays étrangers se sont occupés d'organiser, sur les bases nouvelles, dont je viens de fournir quelques exemples, leur administration sanitaire civile. Chez nous, c'est après le Congrès et l'Exposition internationale d'hygiène et de sauvetage réunis à Bruxelles en 1876, que les désirs de réforme devinrent de plus en plus marqués. A Paris, le Conseil municipal sollicitant l'avis des hygiénistes français qui avaient pu examiner de près le fonctionnement et les résultats du Bureau de Bruxelles, MM. Fauvel, M. Laussedat, leur regretté maitre, MM. Proust, Liouville, etc, recherсha alors s'il pouvait nous doter la ville d'un service analogue; M. le docteur Lamouroux publia un remarquable rapport à ce sujet. Mais devant les difficultés provenant de la dualité d'attributions que se partagent au point de vue de l'hygiène la préfecture de la Seine et la préfecture de police, il dut se résigner à n'organiser que le service de la statistique diénographique, dirigé avec tant de zèle et de dévouement par le regretté Dr Bertillon, puis par son fils. Il encouragea aussi les travaux si remarquables e d'une si haute importance pour l'hygiène publique, de de MM. Marié-Davy et Miquel à l'Observatoire de Montsouris; peu de temps après, il créait le Laboratoire municipal de chimie, sous l'habile direction de M. Charles Girard et fournissait enfin de nombreux et importants crédits à MM. les ingénieurs pour étudier et réaliser les procédés d'assainissement de la capitale. Cependant, malgré tous ces sacrifices et ces utiles créations, l'état sanitaire de Paris ne s'est pas amélioré en proportion; si aujourd'hui sa mortalité hebdomadaire est relativement peu élevée, il ne le faut attribuer qu'à la diminution accidentelle de sa population nomade. En 1882 vous le savez, Messieurs, une importante épidémie de fièvre typhoïde y a fait encore de nombreuses victimes. Or, cette épidémie était depuis longtemps signalée par des recherches et des statistiques spéciales. Qu'on veuille bien un peu réfléchir qu'une administration, absolument incompétente, ne s'en est préoccupée à son tour qu'alors que l'épidémie était en pleine explosion, et qu'elle s'est bornée à demander au Conseil d'hygiène ce qu'il fallait faire pour l'arrêter; celui-ci a dû prendre quelques jours pour délibérer et rédiger la consultation qui lui était demandée! Qui ne voit les avantages qu'il y aurait eus à posséder un administrateur, vraiment compétent en matière d'hygiène, responsable de par sa fonction, qui aurait parfaitement su tout d'abord quelles mesures étaient imposées par la situation et aurait de lui-même présenté au Conseil d'hygiène un programme rationnel de prophylaxie dont l'adoption n'eût pas tardé? On avait alors quelque chance, il me semble, si non de prévoir, du moins d'arrêter l'épidémie à temps, au lieu de n'agir qu'alors quelle était, pour ainsi dire, à son déclin.

Deux ans après le Congrès de Bruxelles, se réunissait cependant à Paris un nouveau Congrès international d'hygiène et depuis cette époque les efforts des hygiénistes français n'ont pas cessé en faveur de l'organisation de l'administration sanitaire à tous les degrés de la hiérarchie administrative, et d'après les exemples fournis, avec tant de succès, par les pays étrangers. Ils n'ont aucunement abouti jusqu'ici auprès du pouvoir central; mais trois villes, Nimes d'abord, puis le Havre, et Nancy ont créé des Bureaux d'hygiène, et Marseille, un service de démographie et de statistique plus ou moins semblable à celui de Bruxelles.

Quelques autres améliorations ont été obtenues dans un cercle un peu plus restreint; par exemple, par la création d'un remarquable service d'inspection médicale scolaire à Lyon, suffisamment rétribué et recruté à la suite d'un concours des plus sérieux, appelé, en tout cas, à un succès plus grand que celui qu'on cherche actuellement à organiser à Paris, dans des conditions très défectueuses. Signalons aussi l'inspection du travail des enfants dans les manufactures et le projet relatif à l'hygiène industrielle.

En réalité, ces réformes ne sont qu'isolées et sont loin de répondre aux nécessités présentes. Mais ce qu'il importe également, aux médecins surtout, de s'efforcer d'obtenir, c'est que l'enseignement de l'hygiène publique soit enfin l'objet, en France, de l'attention de nos pouvoirs publics.

Le corps médical, s'il n'est pas encore appelé à exercer un rôle direct dans l'administration sanitaire, comme je viens d'en montrer de nombreux exemples à l'étranger, est du moins appelé à faire partie de nombreuses commissions techniques auprès de l'administration et son avis sera de plus en plus sollicité. Il ne tient qu'à lui que son opinion soit écoutée et qu'il conquière enfin la place à laquelle il a droit dans l'administration de la santé publique. Sa considération personnelle, de même que l'honneur de son art et de sa profession, veulent qu'il sache quel rôle il y doit tenir.

Comment serait-il indifférent à un jeune médecin, débutant dans une localité, de pouvoir appeler en parfaite connaissance de cause l'attention des pouvoirs et de l'opinion publique elle-même sur les avantages que cette localité et le pays tout entier ont à recueillir de telles ou telles mesures sanitaires qu'il recommande?

Comment lui serait-il indifférent de pouvoir intervenir sciemment dans toutes les questions d'hygiène intéressant la population, l'assainissement des rues, des maisons, de l'atmosphère, la salubrité des établissements publics, en faveur de l'hygiène industrielle ou de la prophylaxie des épidémies? Souvent l'administration, trop tard il est vrai le plus souvent, le consulte; il faut qu'il puisse lui donner immédiatement un avis motivé d'une valeur indiscutable. Il faut aussi qu'il puisse la prévenir lui-même.

Ces connaissances, que les nouvelles Sociétés d'hygiène et de médecine publiques, que des journaux spéciaux cherchent à propager, et qui répondent à cette nécessité, de plus en plus impérieuse en France à laquelle M. le docteur Vallin donnait, dans le premier numéro de sa *Revue d'hygiène*, la dénomination d'étude et d'exercice professionnel de l'hygiène, nous connaissons à l'étranger des écoles célèbres qui les dispensent largement, en conférant des diplômes spéciaux à cet égard. C'est ainsi qu'en Allemagne, grâce à l'Institut d'hygiène de Munich, dirigé par M. le professeur Pettenkofer, et grâce aux écoles qui se sont créées à son exemple, sous la direction d'élèves de ce maître, à Leipzig avec M. Hoffmann, à Groningue avec M. Wernich, à Buda-Pesth avec M. Fodor, à Klausenbourg avec M. Rosahegyi; en Hollande, avec M. Forster, à Amsterdam; M. Van Overbeek de Meier, à Utrecht; en Italie, M. Pagliani à Turin; et à Londres, les cours du Musée de Parkes; l'enseignement de l'hygiène publique est abondamment donné dans des conditions scientifiques rigoureuses, conditions dont l'Exposition récente de Berlin a montré la réelle valeur.

En France, les professeurs d'hygiène des Facultés provinciales s'efforcent de suivre ces traces avec des éléments trop souvent insuffisants; à la Faculté de médecine de Paris, vous savez, Messieurs, que ces conditions sont encore plus défectueuses, malgré le zèle persévérant et les désirs hautement manifestés de notre vénéré maître, M. le professeur Bouchardat.

Je reviendrai, Messieurs, sur cette partie de nos études. J'ai essayé aujourd'hui d'esquisser devant vous le rôle que le médecin était appelé à jouer dans l'administration sanitaire, rôle de conseiller et mieux encore le rôle d'administrateur, au mieux des intérêts publics. Je vous ai montré comment cette administration fonctionne dans divers pays, les résultats qu'elle y produit. Je désirerais maintenant examiner en détail les bases et les règles de notre législation et de notre administration à cet égard et, chemin faisant, rechercher avec vous quelle solution le médecin doit recommander en présence des divers problèmes d'hygiène publique qui se posent devant lui, que ce soit dans sa pratique civile ou dans l'exercice de l'administration.

Il me reste à vous remercier, Messieurs, de votre bienveillante attention; je n'ai d'autres titres à poursuivre cet enseignement que ma bonne volonté et la conviction profonde que le corps médical français, en s'occupant avec plus de dévouement encore des questions sanitaires, doit rendre à notre pays et à notre nationalité le plus signalé des services.

FIN.

PARIS. — IMP. V. GOUPY ET JOURDAN, RUE DE RENNES, 71.

www.ingramcontent.com/pod-product-compliance
Ingram Content Group UK Ltd.
Pitfield, Milton Keynes, MK11 3LW, UK
UKHW012307240726
13966UKWH00004B/1705

9 782011 908452